ESSAI

SUR LA

NÉPHRITE

CANTHARIDIENNE

PAR

Adolphe NICOLAS

DOCTEUR EN MÉDECINE DE LA FACULTÉ DE PARIS

Ancien externe des hôpitaux de Paris,

Lauréat de l'école de Médecine de Grenoble (prix 1877).

PARIS

ALPHONSE DERENNE

52, Boulevard Saint-Michel, 52

1881

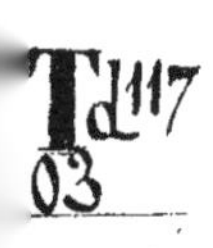

ESSAI

SUR LA

NÉPHRITE

CANTHARIDIENNE

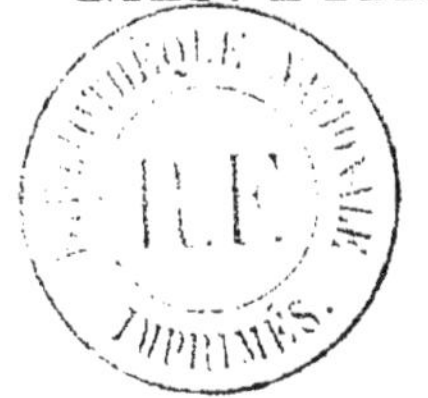

PAR

Adolphe NICOLAS

DOCTEUR EN MÉDECINE DE LA FACULTÉ DE PARIS

Ancien externe des hôpitaux de Paris,

Lauréat de l'école de Médecine de Grenoble (prix 1877).

PARIS

ALPHONSE DERENNE

52, Boulevard Saint-Michel, 52

1881

A LA MÉMOIRE DE MON PÈRE

LE DOCTEUR CHARLES NICOLAS

A MA MÈRE

Témoignage d'affection et de reconnaissance.

A MON BEAU-FRÈRE

LE DOCTEUR SARRET

A MES FRÈRES ET A MES SŒURS

A MES PARENTS ET A MES AMIS

A MES PREMIERS MAITRES

DE L'ÉCOLE DE MÉDECINE DE GRENOBLE

A MES MAITRES DANS LES HOPITAUX DE PARIS

A MON PRÉSIDENT DE THÈSE

M. LE PROFESSEUR BROUARDEL

Professeur de médecine légale à la Faculté de Médecine de Paris,
Médecin de l'hôpital de la Pitié,
Chevalier de la Légion d'honneur.

ESSAI

SUR LA

NÉPHRITE CANTHARIDIENNE

INTRODUCTION

Depuis longtemps déjà on a constaté les accidents causés par l'application des vésicatoires, et en particulier l'albuminurie produite par l'action de la cantharide. Il nous a été donné d'observer plusieurs cas de ce genre dans les hôpitaux ; et cependant lorsque nous avons cherché à étudier la question, nous avons été étonné de ne trouver que des indications éparses dans les auteurs. Aussi avons-nous cru devoir être utile à ceux qui nous liront, en réunissant dans notre thèse inaugurale les nombreuses recherches cliniques et anatomiques faites à ce sujet.

Notre but n'a donc été que d'exposer brièvement l'état actuel de la science sur la néphrite cantharidienne ; et si nous n'avons pu l'atteindre, nous prions nos juges de vouloir bien excuser notre inexpérience.

Nous étudierons successivement :

1° L'historique ;

2° L'étiologie ;

3° La nature et la pathogénie ;

4° La symptômatologie ;

5° Le diagnostic et le pronostic ;

6° L'anatomie pathologique ;

7° Le traitement de la néphrite cantharidienne.

Enfin dans un dernier chapitre nous réunirons quelques observations inédites à celles que nous avons prises à diverses sources pour les besoins de la démonstration.

Avant d'entrer en matière, nous exprimons toute notre gratitude à M. le professeur Brouardel, pour avoir bien voulu accepter la présidence de notre thèse.

Nous remercions aussi M. Gaucher, interne à l'hôpital Cochin, des bienveillants conseils qu'il nous a si gracieusement donnés.

HISTORIQUE

Hippocrate qui ne se servait des cantharides qu'à l'intérieur, principalement dans l'hydropisie, ou bien en applications topiques, sous forme de pessaires pour provoquer l'issue des règles et du délivre, connaissait déjà les phénomènes du cantharidisme vésical, et signale expressément la strangurie.

Depuis, tous les auteurs anciens ont connu les dangers de la cantharide ; Pline l'Ancien (1) raconte l'histoire du chevalier Cossénus qui fut tué par un breuvage cantharidé. Cœlius Aurelianus (2) décrit une maladie des reins de même origine et prononce même le mot de néphrite. Enfin les observations abondent dans lesquelles sont notées des hématuries (3) et des cystites (4) produites par les cantharides ; et d'autres où il est fait mention de douleurs rénales ou lombaires (5).

1. Livre XXIX, ch. XXX.

2. Cœlius Aurelianus : *De morbis acutis et chronicis* : « *De renali passione quam Græci* νεφριτιν appelant. » p. 567, in-4°, 1709.

3. Pauli : *histor. morbor. Vratislaviæ* p. 58 1749. — *Forestus*, obs. med., lib. XXIV, obs. 7. *De mictu sanguinis ex cantharibus sumpto orto.*

4. Provost : Cystite produite par des frictions de cantharides, in *Journ. heb.* t. IV p. 409. — Bonet. med. Septentrion. Lib. 3. *De cantharibus nuchæ applicatis vesicæ noxiis* t. I, p. 748. — Ambroise Paré ; œuvres liv. XXI, *des venins*, 12ᵉ édition, p. 500. — Orfila, *toxicologie*, t. II, p. 28, obs. VI.

5. Rouquairol. — Empoisonnement par les cantharides ; *journal*

Cependant ces faits n'avaient pas été suffisamment mis en lumière ; si bien qu'en 1837 Chomel (1) en rejette la valeur.

« On pense généralement, dit-il, que l'usage intérieur « de certaines substances âcres, telles que les cantharides, « etc. donne lieu à l'inflammation des reins ; mais ces subs- « tances n'ont pas une action aussi directe qu'on le croit « communément, et je ne sais pas s'il existe d'exemple « bien authentique de néphrite due à cette cause. »

Cette même année Morel Lavallée observait pour la première fois sous les yeux d'Andral un cas de cystite cantharidienne et trouvait de l'albumine dans l'urine. Ayant étudié depuis plusieurs cas semblables, il en fit en juillet 1844 une première communication à l'Académie des sciences (2), et rattacha l'albuminurie à l'inflammation de la vessie ; pour lui la cantharide dissoute dans l'urine, produisait une vésication de la vessie, d'où la sécrétion albumineuse.

Il fit en 1845 et en 1846 deux nouvelles communications à ce sujet (3) confirmant le résultat de ses premières recherches.

C'est alors, le 8 juin 1847, que M. Bouillaud (4) ignorant

du progrès 1830 t. I, p. 246. — Giacomini, faits relatifs à la cantharide ; *Lancette franç.* t. XIII, p. 374. — Ramel, Obs. sur l'usage des vésicatoires. *Journal de médecine* t. 69, p. 273.

1. *Archives générale de méd.* 3e série, t. I, p. 8, 1837.

2. Comptes rendus de l'Académie des sciences t. XXIV, p. 726 1844.

3. Morel Lavallée, *Bulletin de thérapeutique*, 1846 ; et *comptes rendus de l'Académie des sciences* 1845 et 1846.

4. M. Bouillaud, *Lancette française* du 10 juin 1847 p. 296.

les travaux de Morel Lavallée signala à l'Académie de médecine l'albuminurie cantharidienne, et la rattacha à une lésion rénale. Rayer prit alors la parole pour rappeler que Morel Lavallée avait vu le même fait. Celui-ci dans la séance du 15 juin vint lui-même (1) répondre à M. Bouillaud et donner le résumé de ses observations.

Plusieurs auteurs voulurent alors revendiquer la priorité de la découverte : Follin (2), alors interne des hôpitaux, dans une lettre à la *Lancette française*, annonça que depuis six mois Bazin avait constaté le fait à l'hôpital Saint-Antoine ; Miquel d'Amboise (3), élève de Bretonneau, écrivit que son maître l'avait observé depuis près de trente ans.

Quoi qu'il en soit, les noms de M. Bouillaud et de Morel Lavallée resteront éternellement attachés à la découverte de l'albuminurie cantharidienne. Tous deux firent paraître un mémoire résumant leurs travaux : le premier en 1848 (4), le second en 1856 (5). Mais c'est à M. Bouillaud que revient l'honneur d'avoir précisé la nature de la maladie en la localisant dans le parenchyme rénal.

Depuis, de nombreux travaux ont paru sur la question, parmi lesquels nous devons signaler surtout ceux de Gubler et de M. Cornil. Ils sont venus compléter en les précisant les vues de M. Bouillaud. Nous entrerons dans de plus

1. Morel Lavallée, *Lancette française* du 17 juin 1847 p. 308.

2. Follin, *Lancette française* du 29 juin 1847.

3. Miquel d'Amboise, *Lancette française* du 13 juillet 1847.

4. M. Bouillaud. *Recherches cliniques sur l'albuminurie cantharidienne ;* in *Revue médico-chirurgicale de Paris* 1848 t. III. p. 5 et 65.

5. Morel Lavallée. *De la cystite cantharidienne*, in *Archives générales de médecine* 1856 vol. II ; Vme série t. 8, p. 532.

amples détails à leur sujet, dans le cours de notre description.

ÉTIOLOGIE

La néphrite cantharidienne et en général le cantharidisme réno-vésical, comme l'a appelée Gubler (1) en raison de la fréquente coexistence de la cystite, peut être produite, de plusieurs manières. Elle succède tantôt à l'ingestion de la cantharide ou de la cantharidine faite dans un but quelconque, tantôt à l'application de substances contenant le principe de la cantharide sur le tégument externe, sous la forme soit de vésicatoire, soit de pommade épispastique. Nous étudierons surtout l'action des vésicatoires, comme étant le cas le plus fréquent et le plus utile à connaître dans la pratique.

Et d'abord quelle est la fréquence des accidents à la suite de l'application de vésicatoires. M. Vernois a donné une statistique de 135 cas pour lesquels il aurait observé 46 fois une réaction du côté de la vessie, soit environ un tiers des cas. Ce résultat doit tenir certainement à une coïncidence purement fortuite, ainsi que l'a fort bien démontré Gubler (2) en faisant dresser par son interne M. Landrieux une statistique exacte de faits rigoureusement observés. 176 vésicatoires furent appliqués en 1869

1. *Dictionnaire encyclop. des sc. méd.*, t. XII, art. *Cantharides* p. 210.

2. *Loc. cit.*

à l'hôpital Beaujon ; 16 malades, soit 1 : 11, eurent des phénomènes de cantharidisme variés ; mais 5 n'eurent que de la cystite. Il n'y eut donc en réalité que 11 malades atteints de néphrite. Et encore chez 5 d'entre eux l'albuminurie préexistait au vésicatoire, mais augmenta en quantité notable. Au total :

Pour 176 vésicatoires	6 néphrites consécutives
	5 » aggravées

Dans une thèse récente M. Ribes (1) dit avoir trouvé 17 cas d'albuminurie sur 237 observations soit 1 : 14.

La néphrite cantharidienne est donc une maladie relativement rare.

Quelle est l'action comparative des divers emplâtres vésicants ? Pour Morel Lavallée (2), le mode de préparation du vésicatoire est sans influence. M. Bouillaud n'a expérimenté qu'avec le vésicatoire des hôpitaux. M. Vernois donne la statistique suivante :

Vésicatoires		Réaction sur l'appareil réno-vésical
Emplâtre des hôpitaux.	35	17 ou 1 : 2
Vésicatoire anglais	40	15 ou 1 : 3
Cérat et poudre de cantharide	39	10 ou 1 : 4
Extrait de cantharide.	21	4 ou 1 : 5

L'avantage serait donc à l'extrait de cantharide ; mais M. Vernois lui-même n'a pas de conviction bien grande à cet égard. Nous croyons d'ailleurs ces proportions excessives.

1. Th. Paris 1881, p. 52.

2. *Arch. génér. de méd.* 1856, vol. II, V^e^ série, t. 8, p. 532.

La dimension du vésicatoire a une influence bien certaine sur l'apparition et l'intensité des accidents. Bien que Morel Lavallée signale une cystite survenue à l'occasion d'un vésicatoire de la grandeur d'une pièce de 2 francs, ce fait est tout à fait exceptionnel. M. Parizot (1) cite le cas d'un malade auquel l'on appliqua jusqu'à 216 petits vésicatoires sans que l'on ait constaté jamais la présence de l'albumine dans l'urine. Plus le vésicatoire est large, plus grande est la surface absorbante, plus massive est la dose de cantharidine introduite dans la circulation. Dans les dix-sept observations de M. Bouillaud (2) la néphrite est survenue à la suite de l'application de vésicatoires de 12 à 20 centimètres sur 8 à 12. Il ne faut pas cependant croire que tout large vésicatoire soit fatalement dangereux, car M. Dourif (3) externe de M. Bouillaud cite le cas d'un terrassier auquel il appliqua lui-même un vésicatoire de 22 centimètres de long sur 15 de large qui produisit une très belle vésication, sans qu'il en résultât le moindre trouble dans les fonctions urinaires.

L'état de la peau sous-jacente n'est pas indifférent quoi qu'en ait dit M. Vernois. Depuis longtemps M. Bouillaud (4) signale les dangers du vésicatoire appliqué sur une surface portant des traces récentes de ventouses scarifiées. Gubler professe la même opinion, et il cite (5) un cas de cantharidisme réno-vésical survenu dans ces circonstances à la

1. M. Parisot, *thèse de Paris*, 1858.
2. *Loc. cit.* p. 5 et suiv.
3. Dourif, *thèse de Paris*, n° 79, 1849.
4. *Loc. cit.* p. 65 et suiv.
5. Gubler, *loc cit.*

suite de l'application d'un vésicatoire de 5 à 6 centimètres de diamètre.

M. Ameuille (1) insiste également sur l'importance de ne pas appliquer deux vésicatoires de suite à la même place. A ce propos il rapporte le fait suivant : « Deux vésicatoires sont successivement appliqués à un malade sur deux places différentes ; il n'y a aucun trouble du côté de la vessie. Un troisième vésicatoire est prescrit peu de jours après et on l'applique sur la même place que le précédent, il se manifeste des accidents de cystite. Le surlendemain on revient une quatrième fois au même agent, et cette fois l'emplâtre est placé sur un point qui jusqu'alors n'avait point été touché ; la tolérance est absolue. »

Si les deux conditions existent savoir la grandeur du vésicatoire et la scarification préalable de la peau, l'albuminurie serait constante d'après M. Bouillaud.

Les recherches de Morel Lavallée (2) l'ont conduit à admettre que la distance qui sépare le point d'application du vésicatoire, de la vessie était indifférente ; mais que plus l'on se raprochait du cœur, plus grande et plus rapide était l'absorption. Notre observation IV serait en rapport avec cette manière de voir, qui d'ailleurs est rejetée par M. Bouillaud.

La trop longue durée du séjour de l'emplâtre vésicant sur la peau et à plus forte raison l'entretien d'un vésicatoire par la pommade épispastique verte, sont fréquemment cause de l'apport dans le torrent circulatoire et dans les glan-

1. Ameuille, *Société médico-pratique de Paris*, *in Union médicale*, t. XV. 2me série 1862, p. 413.

2. Morel Lavallée, *loc. cit.*

des rénales d'une dose excessive de cantharidine. M. Plonviez (1) a donné des soins à une jeune femme phtisique, à laquelle on appliqua un large vésicatoire qui fut pansé à la pommade épispastique. Il se déclara de graves désordres du côté de la vessie et des reins, son état devint alarmant. On supprima alors le vésicatoire et les accidents disparurent pour ne reparaître que longtemps après sous l'influence de la même cause.

Les deux sexes sont également atteints, et si les statistiques de M. Vernois (2) et de M. Bouillaud semblent donner un avantage à la femme, c'est qu'un nombre plus considérable de vésicatoires a été prescrit à des hommes. Il en est de même pour la statistique de M. Gubler, car sur 176 vésicatoires, 10 seulement furent appliqués à des femmes.

L'âge a une tout autre importance, bien que M. Bouillaud ait soutenu le contraire. Morel Lavallée le dit expressément : l'enfance et la jeunesse sont plus sujettes aux accidents du cantharidisme. Rayer (3) signale la cantharide comme une des causes les plus fréquentes de la néphrite chez les enfants. Enfin nous avons souvent entendu M. J. Simon dans ses cliniques sur la thérapeutique enfantile signaler les dangers d'un vésicatoire trop prolongé. L'observation I de notre thèse en est un frappant exemple. Notre ami le Dr Magnan de Die nous écrit avoir observé dans sa pratique un cas de néphrite et de cystite cantharidiennes surve-

1. M. Plonviez, *in Union médicale*, t. XV, 2e série, 1862, p. 413.

2. M. Vernois, *in Lancette française* du 26 juin 1847, p. 326.

3. Rayer. *Traité des maladies des reins*, t. 1er, p. 296.

nues chez une fillette de trois ans et demi à la suite d'un vésicatoire de 8 centimètres de côté environ laissé en place pendant dix heures.

De toutes ces causes les plus puissantes sont sans contredit l'étendue, la durée d'application du vésicatoire, et l'âge du malade. Et cependant au milieu des conditions les plus défavorables, on voit des malades ne ressentir aucun inconvénient.

C'est qu'il faut tenir le plus grand compte de la prédisposition individuelle. Il est des sujets absolument réfractaires à l'action de la cantharide ; chez qui d'après Gubler (1) la vésication ni la rougeur n'ont pu être obtenues par l'emploi successif des diverses préparations vésicantes prises dans les meilleures pharmacies et laissées en place jusqu'à quarante-huit heures consécutives ; il en est d'autres qui ne sont atteints qu'après un troisième ou un quatrième vésicatoire d'autres enfin qui présentent la plus grande susceptibilité. Ainsi M. Banche (2) cite un cas dans lequel on faisait apparaître ou disparaître les troubles urinaires pour ainsi dire à volonté par l'usage ou la suppression de la pommade épispastique.

Disons en terminant l'étude des causes occasionnelles du cantharidisme que peu importe la maladie pour laquelle le vésicatoire a été appliqué. Les observations de M. Bouillaud (3) au nombre de 17 se décomposent ainsi :

6 pleurésies ou pleuro-pneumonies ;

1. Gubler, *loc.cit.*

2. M. Banche. *Union médicale*,t. XV, 2e série, 1862, p. 413.

3. M. Bouillaud. *Revue médico-chirurgicale* de Paris 1848, t. III, p. 5.

3 bronchites avec ou sans emphysème ;
4 rhumatismes articulaires avec ou sans endocardite ;
1 névralgie ;
3 affections organiques du cœur ou de l'aorte.

Ajoutons que dans les cas rares d'ingestion de cantharides les phénomènes inflammatoires du côté des voies urinaires sont beaucoup plus fréquents et plus intenses.

NATURE ET PATHOGÉNIE

La nature et la pathogénie de l'albuminurie cantharidienne ont été diversement interprétées par les auteurs. Tous admettent l'absorption de la cantharidine au niveau du vésicatoire ; absorption d'autant plus grande que l'emplâtre est plus grand et a été laissé plus longtemps en place, que l'adhérence avec la peau a été plus intime. Il y quelques années, le Dr Galippe (1) a même démontré expérimentalement la présence de la cantharidine dans le sang. Après avoir intoxiqué un chien avec la cantharide soit à l'intérieur, soit en application vésicante, il a fait communiquer les vaisseaux de l'animal avec ceux d'un second chien qui ne tarda pas à présenter lui-même les phénomènes de l'empoisonnement et, en particulier, la dysurie et la dilatation de la pupille.

L'élimination du poison par les urines ne fait de doute

1. M. Galippe, *Comptes-rendus de la Société de biologie*, 1875, t. 2, 6e série, p. 5.

pour personne, pas plus que son action sur le système réno-vésical. Mais quel est le mécanisme de l'albuminurie que l'on observe, voilà où commencent les divergences.

Pour Morel Lavallée (1), l'albumine aurait été sécrétée dans la vessie, par suite du séjour prolongé de l'urine cantharidée dans ce réservoir, et de la vésication locale qui en résulterait. Pour concevoir l'intégrité des reins, il invoquait la rapidité du passage de l'urine dans les canaux sécréteurs.

Nous avons vu que M. Bouillaud (2) a démontré que le rein était toujours en cause dans l'albuminurie cantharidienne. Pour lui, la vésication se produirait dans les canalicules du rein, et l'albumine serait le produit d'exsudation de cette sorte de vésicatoire.

En un mot, il admet une vésication rénale, une endonéphrite albumineuse. M. Dourif (3) admettant une action généralisée sur la membrane interne de toutes les voies urinaires dans le rein et dans les canaux excréteurs, donne à l'affection qui nous occupe le nom d'angiurique albuminurique. Rayer (4) la range dans le cadre de la néphrite simple. M. Ollivier (5) admet, dès 1863, une véritable néphrite parenchymateuse cantharidienne, et sans s'expliquer davantage se base sur des recherches histologiques. Tous les auteurs récents, Lécorché, Rosenstein, Gubler, sont unanimes à attribuer l'albuminurie cantharidenne à la néphrite parenchymateuse superficielle, légère, catarrhale,

1. Morel-Lavallée, *loc. cit.*
2. *Loc. cit.*
3. *Loc. cit.*
4. *Loc. cit.*, p. 296.
5. Th. Paris, 1863, nº 186.

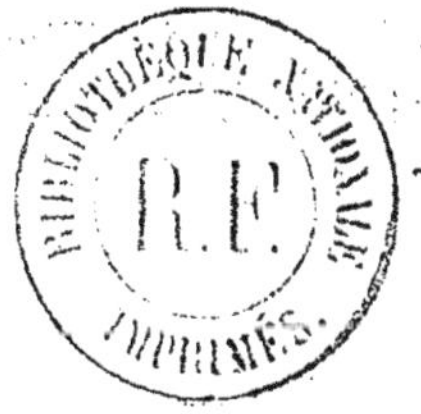

à celle qui atteint les canalicules droits. Des autopsies le démontrent.

Mais, dit M. Lécorché (1), « la cantharidine, dont l'influence est si évidente lorsqu'il s'agit de la néphrite superficielle, semble tout à fait impuissante à produire la néphrite parenchymateuse profonde. » Il est vrai qu'il se hâte d'ajouter : « M. Potain a toutefois observé un cas de néphrite parenchymateuse profonde, qui ne reconnaissait pas d'autre cause que l'ingestion de la cantharidine. » Nous avons cherché cette observation et nous en avons trouvé deux au lieu d'une dans la thèse d'agrégation de M. V. Cornil (2).

Aussi malgré l'avis de Rosenstein, malgré les expériences sur les animaux de Beckmann (3) et de Schroff (4) qui ont donné peu de résultats ; malgré Frerichs (5) d'après lequel il n'existe pas une seule observation qui démontre, dans des cas pareils, l'existence des lésions anatomiques de la néphrite diffuse ; nous admettons que la cantharidine peut produire le mal de Bright.

Nous nous basons pour cela sur l'assertion de Frerichs lui-même (6), qui semble se contredire et admet la possibilité de ce fait ; nous nous basons surtout sur l'expérimentation chez les animaux.

1. Lécorché. *Traité des maladies des reins* p. 170.
2. M. V. Cornil. *Thèse d'agrégation* de Paris.
3. Beckmann. *In Virchow's Archiv*, XLI.
4. Schroff. *In Zeitschrift Wiener Aertze*, 1855.
5. Frerichs ; *Die Bright'sche Nierenhrantheit*, 1851 p. 148.
6. *Loc. cit.*

Dès 1874 le Dr Galippe (1) signale chez les chiens intoxiqués une congestion surtout prédominante dans la substance corticale des reins. En 1879 M. Th. Browicz (2) publia le résultat d'expériences faites sur les lapins et fixait le siège de l'inflammation dans les glomérules et les tubes contournés. Enfin le 26 janvier et le 8 mars 1880, M. Cornil (3) communiqua à l'Académie des sciences les premiers résultats de ses magnifiques recherches sur les lésions rénales de l'empoisonnement lent ou rapide par la cantharidine. Ayant expérimenté sur des lapins et des chiens, il démontra d'une manière irréfutable l'existence de la néphrite parenchymateuse profonde. Nous reviendrons sur les lésions qu'il a trouvées, à propos de l'anatomie pathologique.

Enfin notre dernière preuve résulte des observations de M. Potain, dont nous venons de parler ; de celle de M. Cunéo, professeur à l'École de Médecine de Toulouse (Obs. VII) et en dernier lieu du cas que nous avons observé (Obs. IV). Nous avouons que cette observation n'offre pas toutes les garanties de la certitude ; l'examen de l'urine n'ayant pas été fait avant l'application du vésicatoire ; mais certainement chez notre malade, s'il existait déjà antérieurement quelque lésion du côté du rein, cette lésion a été singulièrement aggravée à dater de ce jour.]

1. M. Galippe. *Mémoires de la Société de bibiologie* pour l'année 1874, VIme série, t. 1, p. 141.

2. Th. Browicz. *In Centralblatt für méd. Wissenschaften* 1er mars 1879.

3. M. Cornil. *In Journal de l'anatomie et de la physiologie* t. XVI, an. 1880, p. 566.

En résumé, pour nous la cantharide produit le plus souvent une néphrite parenchymateuse superficielle, et dans certains cas un véritable mal de Bright. Que si chez les animaux, d'après les dernières recherches, la lésion est toujours diffuse et profonde, cela nous semble tenir à des conditions étiologiques différentes, les doses du principe vénéneux absorbées étant toujours plus considérables dans le cas d'expérimentation, que dans ceux que l'on rencontre ordinairement dans la pratique, chez des sujets auxquels on a appliqué un ou même plusieurs vésicatoires.

Mais comment se fait-il que la cantharide si irritante pour les téguments et pour les reins, se montre inoffensive pour l'endothélium des vaisseaux qu'elle traverse. Morel Lavallée pensait que la cantharidine était neutralisée dans le sang en combinaison saline, et n'agissait sur les reins et la vessie qu'après avoir été mise en liberté par les acides de l'urine. Cette théorie, reprise par M. Martin-Damourette (1), a eu cours pendant longtemps, et de nombreux médecins en déduisirent le précepte de faire prendre des alcalins à haute dose pour neutraliser l'urine, et empêcher ainsi l'action de la cantharide sur les tubuli. Malheureusement il est bien démontré aujourd'hui par les expériences de Massing et de Dragendorff, par celles de M. Delpech, pharmacien de Paris, et enfin par celles que Gubler (2) a entreprises sur une plus grande échelle à l'hôpital Beaujon ; il est bien démontré que le cantharidate de potasse et même le cantharidate de soude jouissent de

1. M. Martin-Damourette, cours particulier, et M. Guizot, thèse, Paris, n° 106, 1864.

2. Loc. cit.

propriétés vésicantes sensiblement égales à celles de la cantharide.

« Si les vésicatoires au cantharidate alcalin, dit Gubler, prennent moins sûrement que les autres, cela tient, non pas à l'énergie moindre du composé, mais à des circonstances mécaniques auxquelles il sera facile de remédier, telles que le défaut d'adhérence, le soulèvement et le plissement de la mince feuille de gutta-percha qui lui sert de support. Quand le vésicatoire est petit, la surface d'application plane et le contact hermétique, alors l'irritation cutanée et la formation des ampoules ont lieu aussi vite et aussi bien que par tout autre procédé. »

Cependant Gubler s'est demandé si les acides de la sueur s'emparant de la potasse ne pourraient pas rendre toutes ses propriétés à la cantharidine. Mais outre que ces acides sont en trop faible quantité pour neutraliser autant de potasse, l'expérience a démontré que le cantharidate de potasse conservait son action après le lavage de la peau avec une solution alcaline.

On peut alors songer à expliquer les accidents du côté des reins par la concentration de la cantharidine dans l'urine par rapport à la grande dilution dans le torrent circulatoire. Pour renverser cette théorie il suffit, dit Gubler (1), « de faire remarquer que, dans le réseau sanguin superficiel de la région de la peau qui est le siège de la vésication et par conséquence de l'absorption, la cantharidine se trouve en proportion bien plus considérable encore, sans exercer la moindre action irritante sur les parois des capillaires ni sur celles des veinules qui leur font suite. »

1. *loc. cit.*

Il y a enfin une troisième théorie, à laquelle nous nous rallions complètement, c'est celle de Gubler (1). L'albumine du sang se combine avec la cantharidine, l'invisque, l'enrobe, selon l'expression de l'illustre professeur, de sorte que « sa puissance demeurée latente aussi longtemps que ce principe actif parcourt le torrent circulatoire, ne se manifeste qu'au moment où, sécrétée par la glande rénale et débarrassée de toute entrave, la cantharidine retrouve dans un liquide non albumineux le libre exercice de son activité. »

Cette interprétation se justifie par l'analogie avec des cas nombreux où l'albumine manifeste le même pouvoir suspensif à l'égard des actions moléculaires du ressort de la chimie. L'albumine joue donc un véritable rôle tutélaire dans l'économie. Aussi toutes les sécrétions non albumineuses renfermant de la cantharidine deviendront le point de départ d'une irritation. C'est ainsi que le docteur Lériche (2) a signalé chez un jeune sujet une remarquable irritation de la muqueuse buccale et des glandes salivaires à la suite d'un vésicatoire.

D'un autre côté, il est permis de penser que chez les albuminuriques, l'action de la cantharidine ne se fera pas sentir sur les voies urinaires ; et en effet Gubler a appliqué plusieurs fois des vésicatoires à des malades atteints de maladie de Bright, sans observer jamais le cantharidisme. Mais il n'en est pas toujours de même, et nous avons vu lorsque nous avons traité l'étiologie, des albuminuries aggravées par les

1. *Commentaires thérapeutiques du codex*, préface et art. *Cantharide* p. 69.

2. Gubler, *Dict. encycl. des scien. méd.* t. XII art. *Cantharides* p. 213.

vésicatoires. Cela tient sans doute à ce qu'il reste des parties saines dans le rein, où l'albumine n'est pas sécrétée, et où par conséquent, la cantharidine peut exercer toute son action malfaisante.

En résumé la cantharidine absorbée à la surface de la peau, à la faveur de l'irritation qu'elle y a produite, passe inoffensive dans les vaisseaux grâce au rôle protecteur de l'albumine, et s'élimine par l'urine où elle reprend ses propriétés irritantes et produit une néphrite parenchymateuse le plus souvent superficielle, quelquefois profonde. L'albuminurie qui en résulte doit avoir elle-même pour effet d'atténuer l'action topique de la cantharidine sur le reste des voies urinaires. « A bien prendre, dit Gubler (1), l'albuminurie, maintenue dans une juste mesure, serait donc un acte tutélaire destiné à pallier les effets fâcheux de la cantharide, mais dont le rein aurait à supporter tous les frais. »

SYMPTOMES

Morel Lavallée (2) décrit trois degrés de cystite cantharidienne :

Dans le premier, l'albumine est en dissolution dans l'urine ; elle se précipite par la chaleur et l'acide nitrique en quantité généralement plus abondante que dans le mal de Bright ; et dans des cas plus exceptionnels il n'en existe

1. *Dictionn. encycl. des sc. méd.* Art. *Albuminurie*, t. II, p. 501.
2. Morel Lavallée, *Archives gén. de méd.*, 1856.

que des traces. Pour M. Bouillaud (1) et pour nous c'est là une néphrite albumineuse au premier chef.

Le second degré est caractérisé encore par de l'albumine ; mais elle se précipiterait en partie d'elle-même par le refroidissement ; l'autre partie restant dissoute. M. Bouillaud n'a jamais vu ce précipité spontané, qui pourrait bien n'être formé que de mucus. En tout cas il y a toujours de l'albumine pour justifier l'existence d'une néphrite.

Dans le troisième enfin, outre la présence de l'albumine on constate dans l'urine des fausses membranes, quelques-unes assez volumineuses se roulant sur elles-mêmes, et produisant une très grande douleur au moment de leur passage dans le canal de l'urèthre. M. Bouillaud n'a vu qu'une fois un de ces coagulum fibrineux, qui pour lui comme pour nous doivent être attribués à une cystite concomitante. Depuis M. Guibout (2) en a présenté un cas à la Société médicale des hôpitaux.

Ces trois degrés ne sont toujours caractérisés que par de l'albuminurie avec ou sans cystite.

M. Bouillaud n'admet donc que deux degrés de néphrite, selon la quantité d'albumine plus ou moins grande contenue dans l'urine.

Pour nous, avec M. V. Cornil (3) nous étudierons deux formes d'albuminurie : l'une aiguë et souvent passagère correspondant à la néphrite catarrhale ; l'autre subaiguë ou

1. M. Bouillaud, *Revue méd. chir. de Paris*, 1848.

2. M. Guibout, *in Bulletin de la Société médicale de Paris*, 2e série, t. 3, p. 233, 1866.

3. M. V. Cornil, *Des différentes espèces de néphrites*, th. agr. Paris 1869.

chronique appartenant à la néphrite parenchymateuse diffuse, et au mal de Bright.

Néphrite albumineuse passagère. — De beaucoup la plus commune cette forme d'albuminurie cantharidienne débute généralement pendant l'application du vésicatoire ; quelquefois, selon Gubler, après le premier pansement. Sur les dix-sept observations de M. Bouillaud il n'y en a qu'une où l'albumine ne fut constatée que le deuxième jour dans l'urine.

Morel Lavallée a noté que dans le choléra l'albuminurie est plus longue à se montrer.

L'urine foncée et rare contient de l'albumine en quantité variable ; au microscope on constate la présence de globules rouges, et de moules fébrineux. Dourif (1) avait déjà signalé les lambeaux d'épithelium pavimenteux venus des tubes droits du rein.

Les symptômes fonctionnels sont légers ; s'il n'y a pas déjà une maladie fébrile antérieure on peut constater l'existence au début d'un peu d'inappétence et de malaise fébrile. En même temps il y a souvent dans la région lombaire des douleurs qui augmentent par la pression sur les reins et par les mouvements de toute espèce ; quelquefois un seul rein est pris (2). Rayer a noté des vomissements.

Ce sont là les symptômes d'une néphrite catarrhale de moyenne intensité. Leur durée est en moyenne de un à trois jours (3) et au maximum cinq à six jours. L'observation I de notre thèse se rapporte à un cas de dix jours.

1. M. Dourif. *Loc. cit.*
2. Rayer. *Traité des maladies des reins*, t. I. p. 296.
3. M. Bouillaud, *loc. cit.*

Mais les accidents peuvent être encore plus légers et ne consister qu'en la présence d'un peu d'albumine dans les urines pendant huit à vingt-quatre heures (1).

D'autres fois au contraire on constate des phénomènes plus graves, et en particulier de l'hématurie due à l'exagération de l'exhalation sanguine au niveau des tubuli. C'est dans ces cas que l'on a vu la mort survenir rapidement (Obsv. II), précédée par un état d'adynamie profonde.

L'albuminurie cantharidienne est souvent compliquée de cystite surtout dans les cas graves et de moyenne intensité. C'est alors que l'on observe les douleurs en urinant, douleurs qui se font surtout sentir au méat urinaire. L'urine sort goutte à goutte et provoque un sentiment très vif d'ardeur et de cuisson. Il y a en un mot une véritable strangurie. L'on peut voir sortir alors les fausses membranes dont nous avons parlé. Parfois même il y a de véritables coliques, des vomissements, et le malade est jeté dans un état d'agitation extrême (2). Chez les malades cachectiques cette cystite peut devenir franchement purulente et passer à l'état chronique (Obsv. III).

Néphrite albumineuse subaiguë ou chronique. — Elle peut succéder à la forme légère ou bien se montrer d'emblée avec les caractères de la néphrite profonde. Le début peut être marqué également par la dysurie.

L'urine présente surtout une énorme quantité d'albumine ; elle renferme des cylindres granuleux, des cylindres hyalins. On observe en même temps la bouffissure de la

1. M. Lécorché. *Traité des maladies des reins* 1875, p. 145.
2. M. Bouillaud. *Loc. cit.*

face, l'œdème des malléoles, la vue peut-être troublée. En un mot on voit se dérouler toute la symptomatologie du mal de Bright. Nous n'avons pas à décrire ici cette maladie, ce qui nous entraînerait bien loin de notre sujet. Nous avons voulu seulement démontrer l'existence de cette forme de la néphrite cantharidienne qui ne diffère du mal de Bright que par son étiologie spéciale.

DIAGNOSTIC ET PRONOSTIC

Le diagnostic de la néphrite cantharidienne repose surtout sur les commémoratifs ; la seule erreur possible étant d'attribuer l'albuminurie à une maladie quelconque. On sera toutefois conduit à songer à cette cause et à interroger le malade à ce sujet, lorsque l'on verra coïncider une albuminurie passagère avec une cystite, et surtout une cystite pseudo-membraneuse. Mais là encore Morel Lavallée (1) signale une cause d'erreur : il faudra songer à la possibilité de la présence d'une pierre dans la vessie, et à une rétention d'urine consécutive coïncidant avec une néphrite, comme cela se voit quelquefois.

La forme chronique ne se distingue en rien du mal de Bright, avons-nous dit. Le diagnostic ne pourra donc être fait que par les circonstances qui ont accompagné le début de la maladie.

Le pronostic de la néphrite catarrhale est ordinairement

1. *Loc. cit.*

des plus bénins ; cependant il existe des observations où la mort est survenue après l'application de vésicatoire du fait de la lésion rénale. Quant aux néphrites qu'on observe à la suite de l'empoisonnement par les cantharides administrées à l'intérieur, le danger qu'elles offrent tient surtout à la gravité des lésions des autres organes (1).

Lorsque l'albuminurie se montre sous la forme chronique, le pronostic a toute la gravité de celui de la maladie de Bright.

ANATOMIE PATHOLOGIQUE

Il a été rarement donné d'examiner les reins de malades morts de néphrite cantharidienne. M. Bouillaud (2) a observé deux sujets et a noté la rougeur et l'injection d'une portion de la membrane interne du système excréteur de l'urine. Dans un cas il y avait l'opalinité et l'épaississement de la membrane interne de ces conduits ; dans l'autre la production de fausses membranes à leur surface. M. Vernois (3) cite trois cas d'examen des voies urinaires après l'application récente de larges vésicatoires ; il a aussi constaté l'injection de la muqueuse des reins et des uretè-

1. Rayer, *loc. cit.*
2. M. Bouillaud, *loc. cit.*
3. M. Vernois, *in Arch. gén. de médec.* 1856 vol. II, 5e série t. 8, p. 532.

res. Dans le cas de M. Ameuille (obs. II) on trouva des foyers apoplectiques dans les reins.

MM. Cornil et Ranvier (1) signalent dans l'empoisonnement par les cantharides la pyélite et la rougeur catarrhale du bassinet et des calices. « Dans ce cas, disent-ils, de même que lorsque la néphrite est consécutive aux inflammations de la vessie et de l'uretère, lorsqu'on presse sur le sommet des cônes de Malpighi, on fait sourdre une assez grande quantité de liquide louche qui contient des cellules épithéliales granulo-graisseuses, des cylindres muqueux ou hyalins, transparents ou mous, et des cellules lymphatiques. L'inflammation de la muqueuse du bassinet et des calices est caractérisée aussi par un liquide muqueux, louche, contenant des cellules lymphatiques. »

Enfin M. Cunéo (obs. VII) dit avoir trouvé dans un cas d'albuminurie chronique les lésions de la néphrite parenchymateuse diffuse.

C'est là tout ce que l'on trouve dans les auteurs au sujet de l'autopsie des malades atteints de néphrite cantharidienne.

Toutefois il est permis de penser que dans le cas d'albuminurie aiguë passagère les reins sont atteints des lésions de la néphrite catarrhale, et dans l'albuminurie chronique des lésions de la néphrite parenchymateuse profonde.

Des recherches expérimentales sont venues démontrer cette dernière manière de voir.

Dès 1874, M. le Dr Galippe (2) signalait un état con-

1. MM. Cornil et Ranvier, *Manuel d'histologie pathologique*, 1876, p. 1034.

2. M. V. Galippe, *Mémoires de la Société de biologie* pour l'année 1874; 6e série, t. 1, p. 141.

gestif plus ou moins intense des reins chez les chiens auxquels il avait appliqué des vésicatoires ou fait ingérer de la teinture de cantharides. Il y avait non-seulement de la congestion mais des hémorrhagies interstitielles, et même des coagulations intra-vasculaires dans les vaisseaux glomérulaires. Dans toutes les expériences la congestion rénale était surtout prédominante dans la substance corticale.

En 1879, M. Th. Bowicz (1) provoqua l'inflammation des reins chez des lapins, par des injections sous-cutanées de cantharidine. Après une intoxication prolongée, il constata la tuméfaction des reins ; la substance corticale était augmentée de volume et présentait une teinte rouge sombre ; par places, il y avait des traînées plus pâles, presque jaunes. Au microscope, il a trouvé dans le rein une substance hyaline finement grenue, interposée entre le peloton vasculaire et la capsule du glomérule, sans qu'il y eût prolifération nucléaire de la capsule. Les tubes contournés présentaient une tuméfaction trouble de leurs cellules et des cellules rondes qu'il a considérées comme des éléments migrateurs. Enfin, les tubes urinifères contenaient un exsudat et des cylindres hyalins.

En 1880, M. Cornil reprit ces expériences (2).

Dans une première série, il prit des lapins et leur injecta sous la peau de la cantharidine dissoute dans l'éther acétique à la dose de 0 gr. 005 à 0 gr. 01. La mort survenait presque toujours de demi-heure à trois ou quatre

1. M. Th. Bowicz. *Loc. cit.*

2. M. V. Cornil. *Recherches histologiques sur l'action toxique de la cantharidine, etc.* ; *in Journal de l'anatomie et de la physiologie*, t. XVI, an. 1880, p. 566.

heures après. C'était donc là le cas d'une intoxication aiguë; et il a pu étudier avec soin les lésions rénales. « En résumé, dit-il, la cantharidine détermine d'abord dans le rein presque aussitôt après son introduction sous la peau, la sortie des globules blancs et des globules rouges, des vaisseaux glomérulaires, l'imprégnation et le gonflement des cellules de la capsule des glomérules et des tubes contournés, par un liquide contenant des granulations hématiques ; peu de temps après, il se manifeste une inflammation des tubes droits et collecteurs, caractérisée par une modification de la forme de leurs cellules, et par la migration des leucocytes. » En même temps, M. Cornil constate sur la muqueuse vésicale une inflammation analogue à celle que produirait un vésicatoire.

Dans une autre expérience, l'illustre histologiste cherche à se placer dans les conditions de durée de la néphrite albumineuse subaiguë de l'homme. Il donne à un chien tous les deux ou trois jours pendant un mois, des injections sous-cutanées de cantharidine, et à l'intérieur de la poudre de cantharides. Les urines ne tardent pas à contenir des globules rouges, de l'albumine et des cylindres hyalins. Le chien étant sacrifié, ses reins ont montré toutes les lésions que l'on observe dans la néphrite subaiguë de l'homme.

« Ainsi, sur les préparations faites après durcissement par l'acide osmique, il existait, entre la capsule du glomérule et les vaisseaux, un exsudat réticulé contenant quelques globules blancs ou rouges en petit nombre. Les cellules de la capsule étaient tuméfiées et les anses glomérulaires étaient souvent adhérentes entre elles. Les tubes contournés de la substance corticale, très dilatés, contenaient dans leur lumière agrandie, quelques globules blancs ou des boules claires ou grenues de volume très variable, tantôt très petites, tantôt beaucoup plus volumineuses que les globules blancs. Dans d'autres tubes également dilatés la lumière était obstruée par un exsudat réticulé dont les travées plus ou moins fines, enserrant souvent des globules rouges, convergaient du bord libre des cellules épithéliales vers le centre du tube. » Dans d'autres tubes on trouvait avec une grande quantité de boules claires ou granuleuses, des noyaux ovoïdes et des corpuscules blancs du sang, ainsi que des globules rouges. Les cellules épithéliales formaient partout une couche uniforme toujours accolée à la paroi ; elles étaient tuméfiées à un degré variable, et quelques-unes étaient surmontées d'une ou plusieurs boules claires et transparentes, qui n'étaient qu'une portion du protaplasma cellulaire liquéfié, et en train d'abandonner ces cellules pour tomber dans la cavité du tube. Quelques cellules épithéliales, peu nombreuses, il est vrai, montraient dans leur intérieur des cavités et étaient transformées en de grandes vésicules transparentes semblables à celles que M. Cornil a déjà décrites dans la néphrite albumineuse de l'homme (1).

Les différents exsudats intra-tubulaires dont parle M. Cornil, boules, exsudat réticulé, globules sanguins, sont l'origine des cylindres hyalins. Les tubes en anse de Heule et les tubes droits contenaient dans leur intérieur beaucoup de ces cylindres.

1. M. V. Cornil, mémoire publié dans le *Journal de l'anatomie*, sep. 1879.

En même temps que leur tuméfaction les cellules des tubes contournés présentaient souvent des granulations graisseuses que l'on voyait sous forme de granules noirs dans les coupes durcies à l'acide osmique.

En résumé ces lésions sont identiques à celles que l'on trouve chez l'homme.

« En outre de ces lésions des cellules épithéliales, ajoute M. Cornil, il existait le long des artérioles glomérulaires, une quantité notable de petites cellules rondes indiquant une néphrite interstitielle à son début.

« Cette expérience suffit à établir que l'usage de la cantharidine continué pendant un certain temps, détermine des lésions en tout comparables à celles de l'albuminurie due à l'impression du froid, ou aux maladies infectieuses.

« L'identité des lésions observées permet de conclure que le fait essentiel de la néphrite albumineuse consiste dans le passage à travers les vaisseaux glomérulaires des parties constituantes du sang, plasma, globules rouges et globules blancs. Tel est le premier phénomène de l'empoisonnement aigu par la cantharidine. Presque simultanément les cellules épithéliales sont granuleuses, quelquefois vésiculeuses, et elles sécrètent un exsudat coagulable.

« L'exsudat coagulé sous forme de réticulum et de boules dans les tubes sinueux, constitue les cylindres hyalins dans les tubes droits.

« La dégénérescence graisseuse des cellules, que nous avons trouvée dans cette néphrite subaiguë artificielle, et qui est constante dans les néphrites chroniques, est simplement consécutive.

« Si nous admettions la dualité des néphrites albumineuses aussi absolue qu'elle a été formulée depuis quelques années, et que nous dussions classer la néphrite cantharidienne soit dans la néphrite parenchymateuse, soit dans la néphrite interstitielle, nous n'hésiterions pas à la ranger dans la première catégorie. Le tissu conjonctif en effet n'est pas lésé ; il sort des vaisseaux glomérulaires et capillaires, du liquide, des globules rouges et des globules blancs comme dans toute inflammation avec exsudation ; mais c'est surtout dans les lésions de l'épithélium qui tapisse les voies d'excrétion de l'urine que consistent les altérations. Cependant il peut y avoir des cellules migratrices dans le tissu conjonctif ; en sorte qu'à la rigueur on pourrait lui appliquer le nom de néphrite mixte ou totale. »

TRAITEMENT

Le traitement se divise naturellement en préventif et curatif.

Traitement préventif. — Avant de juger la valeur des divers moyens employés pour conjurer les accidents du cantharidisme reno-vésical, il est bon de se rappeler la rareté de ces accidents à la suite de l'emploi des vésicatoires.

On a apporté successivement de nombreuses modifications à l'emplâtre vésicant dans le but de le rendre inoffensif. Pour l'histoire complète de ces modifications, nous renvoyons à la thèse de M. J. Ribes (1). Disons seulement

1. Thèse, Paris, 1881, p. 9.

que tour à tour on a appliqué une couche de poudre de cantharides à la surface du vésicatoire, ou bien on a incorporé directement dans l'emplâtre une dose plus forte de cantharides ; on a encore employé l'extrait mou de cantharides, l'extrait éthéré (vésicatoire Trousseau), l'extrait acétique.

Tous ces changements ont eu plus ou moins de vogue, mais il n'est certainement aucune composition cantharidienne qui puisse mettre sûrement à l'abri des accidents.

Nous pensons avec Morel Lavallée, que le meilleur vésicatoire est celui qui offre le moins d'inégalités de surface, qui s'applique exactement sur la peau, et qui présente une consistance assez grande pour s'enlever en totalité, sans laisser après lui des débris de la pâte ou de la poudre vésicante. Celui qui remplirait le mieux ces conditions, selon Morel Lavallée, serait la toile vésicante de Leperdriel. Il faut donc rejeter l'emploi de toute espèce de poudre à la surface des vésicatoires, cela ne sert qu'à les faire couler, et empêche leur adhérence. Nous croyons, au contraire, avec MM. Perrin et Dreyfus (1) que la méthode de Bretonneau qui consiste à interposer un papier huilé entre le vésicatoire quel qu'il soit et la peau, doit être conservée. Elle a le double avantage : d'augmenter l'action du vésicatoire, l'huile dissolvant la cantharidine ; et de permettre d'enlever, sans en laisser de débris, la totalité de l'emplâtre.

Ajoutons que l'on ne doit plus employer de pommade épispastique cantharidée, que si contre l'usage généralement

1. *Bulletin de la Société médico-pratique de Paris, in Union médicale*, t. XV, 2e série, 1862, p. 413.

répandu aujourd'hui on voulait faire suppurer un vésicatoire, on se servirait de la pommade au garou.

On a vanté pendant longtemps l'administration du camphre, soit en poudre à la surface du vésicatoire, soit à l'intérieur.

Nous venons de rejeter l'usage de toute espèce de poudre. On a étendu le camphre en solution éthérée sur les vésicatoires, de façon à déposer une couche uniforme d'une poudre impalpable de camphre après évaporation de l'éther. Cette méthode n'a point le même inconvénient ; mais elle en présente nn autre bien grand à la vérité c'est d'empêcher l'action du vésicatoire (1).

Au reste cette prétendue vertu préservatrice a été singulièrement exagérée. L'observation II de notre thèse en fait foi aussi. Malgré l'autorité de Trousseau (2) nous proscrivons l'usage du camphre non-seulement comme inutile, mais comme pouvant avoir quelquefois des inconvénients et devenir nuisible aux malades, témoin l'observation du Dr Simonot, lue devant la Société médico-pratique de Paris le 26 mai 1862 (3). « En définitive, dit Gubler (4), les partisans de la doctrine que nous critiquons sont tenus de démontrer par des chiffres qu'à égalité de surface et d'intensité d'action locale, les vésicatoires camphrés sont plus rarement que les autres suivis d'accidents du côté des organes génito-urinaires. Tant que ce travail n'aura pas

1. Gubler. *Dict. enc. des sc. méd. Art. Cantharides*, t. XII, p. 118.

2. Trousseau et Pidoux. *Traité de thérapeutique et de matière médicale*, 1875.

3. *Union médicale*, mai 1862.

4. *Loc. cit.*

été effectué, on sera autorisé à considérer comme illusoires les prétendus succès du camphre pulvérisé. »

Les véritables règles prophylactiques doivent découler des notions étiologiques que nous avons établies. Et d'abord il ne faut pas abuser des vésicatoires ; cela ne fait de doute pour personne. En second lieu il faut ne les laisser qu'un nombre d'heures limité en place, sept à huit heures d'après Morel Lavallée. Si après ce temps l'ampoule n'est pas formée, il faut favoriser sa formation par un cataplasme émollient ou une bande de taffetas gommé. Enfin pour que la sérosité du vésicatoire contenant de la cantharide ne soit pas absorbée Morel Lavallée conseille de la faire écouler immédiatement et d'enlever l'épiderme imprégné de principe actif.

Avec les enfants il faut montrer une grande prudence. M. Jules Simon conseille toujours d'enlever le vésicatoire après trois heures d'application.

Enfin n'oublions pas d'employer des vésicatoires de grandeur moyenne et non exagérée, et de les appliquer autant que possible sur une peau parfaitement intacte.

Quant à la pratique de M. Martin Damourette, suivie par MM. Ameuille, Mercier et un grand nombre de praticiens, et qui consiste à administrer les alcalins à haute dose, nous avons vu qu'elle reposait sur une interprétation pathogénique erronée. Cependant avec M. V. Cornil (1) nous ne proscrivons pas la méthode, qui non-seulement a l'avantage d'être indiquée comme antiphlogistique dans les cas où l'on peut appliquer des vésicatoires, mais qui en cas de néphrite

1. M. V. Cornil. Thèse d'agrégation 1869.

pourra agir comme diurétique en balayant les exsudats contenus dans les tubuli.

Traitement curatif. — Si malgré toutes les précautions que nous venons d'indiquer, on découvre les symptômes du cantharidisme réno-vésical, il faut se hâter de panser le vésicatoire selon les règles que nous venons d'établir ; puis d'administrer des diurétiques en abondance. Si l'indication d'une purgation se présentait, il ne faudrait pas donner au début des purgatifs salins qui en s'éliminant par les urines, irriteraient encore les canalicules du rein (1).

Dans le cas de cystite violente M. Guibout recommande les grands lavements d'eau froide toutes les deux heures, qui amènent un soulagement immédiat. Nous les préférerons donc aux lavements camphrés qui peuvent bien avoir ici une action calmante et antispasmodique, mais qui, ainsi que nous l'avons déjà dit, présentent quelquefois des dangers.

Enfin si la néphrite passe à l'état chronique nous aurons à employer les médications trop souvent inefficaces dirigées contre la maladie de Bright, en donnant la préférence au régime lacté.

Observation I

(Dr Blacher in *France médicale* du 20 mars 1875, p. 179).

Le 11 décembre dernier, je fus appelé pour donner mes soins à la jeune X..., âgée de 4 ans, demeurant rue Dulong, n° 78.

1. M. V. Cornil, *loc. cit.*
2. M. Guibout, *loc. cit.*

Les parents me dirent qu'elle était enrhumée depuis une quinzaine de jours, mais qu'elle allait plus mal depuis la veille. A l'auscultation, je trouvai les signes d'une pneumonie lobaire étendue aux deux tiers supérieurs du poumon gauche ; respiration peu soufflante encore et râles crépitants fins ; du côté droit râles muqueux ; rien du côté du cœur. Il était évident que j'arrivais à la fin de la période d'une de ces pneumonies lobaires fréquemment consécutives, chez les enfants, à un état catarrhal primordial abandonné à lui-même. La constitution de l'enfant était bonne, et les parents n'accusaient aucune affection grave antérieure.

La respiration étant un peu haletante, je prescrivis l'application immédiate, en arrrière au sommet gauche, d'un vésicatoire camphré de 0,m10 sur 0,m08, qu'on devait laisser dix heures en place, en même temps qu'on administrait par cuillerée toutes les heures un julep contenant 0,20 de kermès. Ordre était donné d'alimenter avec du lait, bouillon et vin de Bordeaux.

Le lendemain, 12 décembre, je trouve moins de gêne dans la respiration ; il y a eu tolérance pour le kermès ; l'enfant n'a pas uriné depuis la veille et n'en sent pas encore le besoin ; du reste la percussion ne dénote pas d'urine dans la vessie et il n'y a pas eu de garde-robes. Je prescris un lavement avec eau de son et gros miel, de la tisane de queues de cerise et chiendent, des cataplasmes arrosés d'alcool camphré sur le bas ventre.

Le 13 *décembre*. — La période d'engouement a fait place à l'hépatisation franche, se traduisant par de la bronchophonie sans aucun râle. L'état général est bon, mais l'enfant n'a rendu qu'un verre à liqueur d'urine et sans douleur. Je fais continuer la prescription.

Le 14. — Même état, même quantité d'urine qu'on ne peut me montrer et pas de gardes-robes. Je prescris un nouveau lavement et fais ajouter 5 grammes de bicarbonate de soude par litre de tisane.

Le 15. — Au soir, on vient me chercher en toute hâte, car

l'enfant a des convulsions. Je trouve effectivement la petite malade sans connaissance, la pupille insensible tournée en haut, les bras raidis par des convulsions toniques des fléchisseurs, les mains fortement fermées et les pouces recouverts par les autres doigts. Les fléchisseurs des pieds sont aussi violemment contracturés, et les jambes fléchies sur les cuisses sans pouvoir les étendre.

La face présente une légère bouffissure, les mains et les pieds ont du gonflement à leur face dorsale. Après quelques soins immédiats, consistant en frictions sèches, mouvements respiratoires artificiels, titillation des narines, etc., l'enfant reprend connaissance, mais la contracture musculaire persiste. On me présente une quantité très minime d'urine, rendue dans les vingt-quatre heures et d'une couleur brun foncé. Cette urine, analysée à une pharmacie voisine, donne un précipité albumineux considérable par l'action de la chaleur, augmentant par l'addition d'un peu d'acide nitrique.

L'affection pulmonaire présentant une grande amélioration, la douleur de la plaie du vésicatoire étant à peu près nulle, je diagnostique des accidents urémiques et prescris un lavement purgatif au sulfate de soude, des frictions sur les jambes et le ventre avec :

Liniment ammoniacal	20 gr.
Teinture de scille	àà 5 gr.
Teinture de digitale	

potion calmante et même tisane diurétique.

Le 16. — Je trouve l'œdème de la face et des membres un peu augmenté, les grandes lèvres sont très gonflées et devenues presque transparentes, la face a la couleur cireuse.

L'auscultation révèle des râles crépitants et sous-crépitants des deux côtés, indiquant un peu d'œdème des poumons. Il n'y a pas eu de gardes-robes ni d'émission d'urine, mais les convulsions ne se sont pas renouvelées, et l'état fébrile est à peu près nul, la contracture persiste. L'affection primitive a rétrocédé devant le nouvel état morbide. Je fais ajouter 0,20 de vératrine au liniment qu'on doit employer cinq ou six fois dans la journée. Je fais continuer la tisane et prescrit du lait additionné d'eau de Saint-Galmier donné en abondance.

Le 17. — Je trouve l'enfant assise dans son lit. Depuis la veille, elle a eu trois gardes-robes et des émissions d'urine remplissant un vase de nuit. Il y a toujours de la bouffissure de la face, des pieds, des mains, et des grandes lèvres, mais un peu moins de contracture. Il n'y a pas eu de convulsions, et les râles muqueux ont succédé dans les poumons aux râles plus fins de la veille. Je prescris un looch à l'oxyde blanc d'antimoine, du vin de Bagnols, et une légère alimentation composée de purée de blanc de poulet et œufs à la coque peu cuits. On doit continuer les frictions.

Le 18. — Je trouve une nouvelle amélioration : les grandes lèvres seules présentent encore un peu d'œdème ; l'enfant a beaucoup uriné et a été à la garde-robe.

L'urine ne donne plus à l'analyse que quelques traces d'albumine. La toux est fréquente et donne une expectoration muqueuse.

Le 20. — Je trouve l'enfant en convalescence. Il n'y a plus de gonflement œdémateux des jambes et des grandes lèvres, plus de contracture, et la face conserve seulement sa couleur cireuse. On n'entend plus que quelques petits râles muqueux du côté gauche. L'enfant demande à manger, et je conseille aux parents de lui donner des viandes rôties saignantes et de continuer les vins toniques et l'eau de Saint-Galmier.

Le 22. — La malade commence à se lever, mange avec beaucoup d'appétit, n'a plus aucun œdème, pour ainsi dire plus de râles dans la poitrine et son urine est normale.

Observation II

(Publiée par M. Ameuille dans l'*Union médicale* de 1862).

Un de nos honorables confrères, chargé d'un service au Val-de-Grâce, eut à traiter un jeune sous-officier atteint de pleurésie gauche. Il appliqua sur la poitrine un large vésicatoire. Quelques jours après, faisant constater aux médecins stagiaires la diminution considérable de l'épanchement et celle de la fièvre, il prescrivit un second vésicatoire qui fut fortement camphré, et appliqué à la même place.

Dans la soirée, l'aide-major de garde fut appelé pour combattre les premiers accidents de la cystite cantharidienne qui était survenue.

A la visite du lendemain, le médecin traitant trouva le malade en proie à un refroidissement général, à des nausées. La prostration était extrême ; le pouls filiforme. Les urines, d'abord albumineuses, avaient fait place à un écoulement peu abondant, mais fréquent, d'un liquide presque exclusivement composé de sang. Tous les moyens employés furent inutiles ; le malade succomba le lendemain.

A l'autopsie on trouva du sang dans la vessie, dans les uretères et surtout dans les reins qui étaient parsemés de foyers apoplectiques. Preuve évidente que l'action des cantharides n'est pas limitée au col vésical, mais s'exerce sur toute l'étendue des organes urinaires, l'économie cherchant à se débarrasser par cette voie du principe toxique absorbé.

Observation III (Inédite)

(Communiquée par M. Gaucher, interne du service de M. Bucquoy)

Le 17 février 1881, la nommée Lecoanet, Adeline, âgée de 27 ans, exerçant la profession de passementière, entre à l'hôpital Cochin, salle Saint-Jean, lit n° 3.

Il y a huit mois elle a eu, dit-elle, une chute incomplète de la paupière supérieure qui a été guérie par l'iodure de potassium. Deux ou trois mois après, elle a été atteinte d'une paralysie faciale incomplète qui a disparu sans traitement en cinq ou six jours. Enfin depuis vingt-deux jours elle se plaint d'une faiblesse du membre inférieur gauche qui est survenue insensiblement, qui est surtout accusée depuis quinze jours environ, et qui s'est accompagnée d'une douleur dans le mollet. En même temps elle a ressenti de vives douleurs vers la région lombaire; douleurs qui ont nécessité quelques jours avant son entrée à l'hôpital, l'application d'un large vésicatoire. On ne lui a jamais fait prendre de traitement mercuriel.

Aujourd'hui elle se présente avec une parésie de toute la jambe gauche et une paralysie complète des extenseurs du pied. Celui-ci s'est fléchi sur la jambe et ne peut être ramené sans douleurs assez vives à sa position naturelle. La sensibilité du membre est normale. On voit en même temps sur les jambes des cicatrices arrondies et pigmentées surtout à leur périphérie, qui sont la trace manifeste de lésions spécifiques. La malade nous dit qu'elles remontent à onze années environ.

En même temps elle accuse une douleur en urinant et l'urine n'est rendue qu'en très faible quantité. Cette dysurie n'est survenue que depuis l'application du vésicatoire. On songe donc immédiatement à la cystite cantharidienne.

Quant aux paralysies diverses dont cette malade a été successivement atteinte; elles doivent être liées à une syphilis médullaire et cérébrale. Aussi prescrit-on immédiatement les frictions mercurielles et l'iodure de potassium à la dose de 2 grammes.

Le 19 *janvier.* — L'urine est trouble et laisse déposer du pus en abondance; après avoir été filtrée elle donne un précipité albumineux par la chaleur et l'acide nitrique. Il y a donc tout lieu de penser à la néphrite cantharidienne accompagnée d'une cystite purulente. Le traitement antisyphilitique est alors supprimé et l'on ordonne la tisane de graines de lin.

Le 25. — On reprend le traitement par l'iodure de potassium et à ce moment on constate une paralysie de la sensibilité de la face du côté gauche.

Le 3 *février.* — On ne trouve plus d'albumine dans l'urine, mais il y a toujours du pus; la cystite a persisté. Il y a aussi de la constipation contre laquelle on ordonne des pilules écossaises.

Le 21 *février.* — On constate une hydarthrose du genou gauche, que l'on traite quelques jours après par les pointes de feu, en même temps qu'il se déclare des douleurs lancinantes dans le membre paralysé.

Au mois de mars, la cystite s'aggrave de plus en plus; l'incontinence d'urine succède à la rétention; et l'on est obligé de laisser un bassin en permance sous la malade qui va toujours en s'affaiblissant.

Enfin le 28 mars le muguet se déclare, la température monte à 40°,5; une petite eschare au sacrum qui existait depuis quelques jours fait de rapides progrès et la mort survient dans la journée du 1er avril.

L'autopsie n'a pu être faite complètement; le cerveau seul a été examiné, et on a été étonné de ne pas y trouver de lésions.

Observation II (Personnelle).

La nommée Couronné Marie, âgée de 25 ans, domestique, entre le 15 avril 1881 à l'hôpital Cochin, service de M. Bucquoy, salle Saint-Jean, lit n° 20.

Elle a eu fréquemment des troubles gastralgiques, de la gastralgie souvent très vive, des vomissements.

Il y a un an elle aurait eu une bronchite qui aurait duré trois semaines et nécessité l'application d'un vésicatoire. Elle n'a pas eu alors d'accidents appréciables du côté des voies urinaires.

Il y a trois semaines, elle a été prise d'accès de suffocation très grands surtout pendant la nuit. Elle s'est mise à tousser un peu sans expectoration notable et a souffert d'un double point de côté à gauche et surtout à droite. Elle est alors allée consulter un médecin qui lui a fait mettre sur la région précordiale de chaque côté du sein deux vésicatoires ayant chacun dix centimètres de long sur cinq environ de large. C'était le 5 ou le 6 avril. A partir de ce moment ou peut-être le jour même elle a éprouvé des troubles de la vue, puis elle a eu des vomissements et de la céphalalgie. Le 9 avril environ elle a ressenti des douleurs lombaires assez vives qui ont persisté quelques jours. Le 12, son médecin lui a fait appliquer deux nouveaux vésicatoires sur la même région que les premiers. Ils mesuraient environ dix centimètres de côté. Le même jour elle dit avoir eu du gonflement des pieds et un peu des paupières supérieures.

Le jour de son entrée la malade présente une pâleur très marquée et une légère bouffissure de la face. Il y a également de l'œdème aux malléoles.

Le lendemain, 16 avril, l'œdème des pieds et de la face a disparu par le repos au lit. L'oppression est considérable ; il y a une douleur très vive à la pression au niveau des attaches du diaphragme. A la percussion on trouve de la matité aux deux bases, surtout à droite. L'auscultation dénote de l'apnée surtout sur la ligne axillaire droite, point où l'on entend, dans l'inspiration qui suit la toux, de gros râles sous-crépitants. Les vibrations thoraciques ont disparu. Il n'y a pas d'expectoration. Tous ces signes se rapportent à une pleurésie diaphragmatique double avec un peu de congestion pulmonaire à droite.

L'auscultation du cœur fait entendre des battements forts et précipités, et un dédoublement du second temps à la base constituant le bruit de galop.

Les urines sont rares, très pâles, louches, mousseuses et précipitent de l'albumine en abondance par la chaleur et l'acide nitrique; au microscope on constate des cylindres épithéliaux. Nous avons donc affaire à une néphrite parenchymateuse profonde que M. Bucquoy croit devoir attribuer à l'action des vésicatoires cantharidés.

On prescrit vingt ventouses sèches, et un julep gommeux avec de la digitale et de l'acétate de potasse; la malade est mise au régime lacté exclusif.

Le 17 *avril.* — L'oppression a diminué; le bruit du galop a disparu. Céphalalgie, léger état nauséeux. Urine 500 grammes.

Le 18. — Même signes à l'auscultation; l'oppression est revenue. Urine 1100 grammes. On applique vingt ventouses.

Le 19. — La dyspnée est devenue plus forte pendant la nuit. L'épanchement pleurétique a augmenté à droite. On prescrit :

Eau-de-vie allemande } āā 20 gr.
Sirop de nerprun. }

Les urines sont pâles et laissent déposer une grande quantité d'urates blancs. Urine 1050 grammes.

Le 20. — Amélioration notable; la dyspnée a presque disparu.

Le 22. — Nouvel accès de dyspnée. La matité occupe les deux tiers inférieurs de la poitrine à droite. Urine 1100 grammes.

Le 23. — Urine 1000 grammes.

Le 24. — Urine 600 grammes. On ne trouve pas de cylindres au microscope.

Le 25. — Accès de dyspnée, céphalalgie. On donne 0 gr. 60 de scammonée. Les urines très pâles renferment encore une grande quantité d'albumine rétractile.

Le 26. — Légère amélioration ; les signes du côté de la poitrine persistent.

Le 28. — Nouvel accès de dyspnée et céphalalgie.

Le 29. — On prescrit deux verres d'eau de sedlitz.

Le 3 *mai.* — L'auscultation du cœur fait entendre très distinctement le bruit de galop à la pointe. A la base droite de la poitrine on trouve de l'égophonie. Le soir accès de dyspnée.

Le 4. — Scammonée 0 gr. 75.

Le 5. — Vive oppression et douleur de côté sous le sein droit, augmentant à la pression et au moindre mouvement ; si bien que la malade ne peut s'asseoir et que nous ne pouvons l'ausculter en arrière ; la respiration se fait bien en avant. Au cœur le bruit de galop persiste. Les urines sont pâles, louches ; elles donnent un précipité extrêmement abondant d'albumine par la chaleur ; si l'on ajoute de l'acide nitrique les urines se prennent en masse et après un instant de repos le précipité occupe les quatre cinquièmes du vase. A l'examen microscopique M. Gaucher trouve des hématies, des leucocytes, des cylindres épithéliaux pleins de globules, des cylindres granuleux, et des cylindres hyalins.

Le 6. — Même état ; urine 1500 grammes.

Le 7. — On constate une augmentation de l'épanchement à droite. Il n'y a pas eu de fièvre.

Le 8. — L'oppression a notablement diminué. Il reste un peu de douleur au côté droit en toussant ou en faisant de profondes inspirations. On entend des frottements à droite. Le bruit de galop du cœur n'est plus aussi net.

Le 9. — En raison de la pâleur et la faiblesse on ordonne deux cuillerées à bouche par jour de sirop d'iodure de fer. La dyspnée a reparu.

Le 10. — La malade est calme.

Le 12. — Nouvel accès d'oppression; l'épanchement pleurétique a diminué. Il y a de la douleur au côté droit. Cette douleur s'exaspère à la pression dans les points ordinaires de la névralgie intercostale.

Le 13. — L'opression a augmenté. Douze ventouses sèches.

Le 14. — Le calme est revenu; la douleur au côté a disparu; l'épanchement a encore diminué on entend des frottements à la base. La vue qui depuis le début était troublée, s'est beaucoup améliorée. Cependant il est survenu des étourdissements et des vertiges.

Depuis la malade a continué à présenter le même état avec des alternatives de calme et de dyspnée. Ces aceès d'oppression souvent accompagnés d'étourdissements, de céphalalgie et de nausées reviennent surtout la nuit. Les urines présentent toujours le même caractère, et renferment encore une grande quantité d'albumine.

Observation V.

Albuminurie persistante consécutive à l'application d'un vésicatoire (par M. le professeur Potain, publiée par M. V. Cornil, thèse d'agrégation 1869).

S... (Marie), âge de vingt et un ans, maçon, né à Saint-Brieuc, avait été il y a six ans, pris dans son pays, où il était occupé comme chauffeur, d'une fièvre intermittente mal réglée. Les accès, caractérisés par un frisson de dix minutes, suivi de chaleurs et de sueurs très abondantes avec céphalalgie intense, survenaient toujours vers le milieu de la journée, et se produisaient à des intervalles très irréguliers de un à trois, et même huit jours. Traitée à plusieurs reprises par le sulfate de quinine, mais incomplètement guérie, cette fièvre ne cessa définitivement qu'au bout de quatre ans. Il y a deux ans S... eut à son arrivée à Paris une fluxion de poitrine qui ne laissa à sa suite aucun malaise. Depuis il n'avait jamais éprouvé aucune indisposition, il n'avait jamais eu le moindre gonflement autour des chevilles, jamais aucune bouffisure à la face, jamais de douleur de reins, jamais de céphalalgie ni de troubles de la vue, jamais de difficulté dans la miction. Ses urines étaient toujurs limpides, d'une coloration normale, et ne moussaient jamais comme il a remarqué qu'elles le font maintenant.

Pris le 6 décembre dernier d'une maladie aiguë caractérisée tout d'abord par un point de côté, avec frisson intense et claquement de dents, il entra huit jours après à l'hôpital (salle Saint-Louis, nº 24), où l'on constata l'existence d'une pleurésie gauche avec épanchement médiocrement abondant et mouvement fébrile modéré. Quinze ventouses scarifiées appliquées sur le côté n'ayant point amené de diminution notable dans la quantité de l'épanchement, un vésicatoire assez large fut placé le lendemain sur le même côté. Deux jours après, le malade éprouvait en urinant un vif sentiment de brûlure au niveau du méat, et l'on constatait un peu d'œdème malléolaire, en même temps qu'un léger degré de bouffissure de la face, et quelque peu de boursoufflement des paupières que le malade soulevait avec peine le matin.

Les urines peu abondantes, foncées en couleur, un peu troubles, précipitaient par l'acide nitrique et par la chaleur, et contenaient une quantité d'albumine qu'on a évaluée à 13 gr. 36 par litre.

La dysurie ne tarda pas à disparaître complètement. Mais tandis que l'épanchement pleural se résorbait progressivement, l'albuminurie et l'anasarqne persistaient au même degré, et le malade demeurait, après que toute trace d'état fébrile était déjà dissipée, encore très pâle.

Depuis deux mois cette albuminurie persiste sans modifications notables, sauf quelques oscillations dans la quantité d'albumine, la plupart du temps déterminée par des changements dans le régime. Les œufs et le poisson notamment amènent toujours une augmentation notable dans la quantité d'albumine rendue. Cette quantité a varié de 3 grammes à 17 grammes par litres sur l'urine de vingt-quatre heures. La plus forte de ces deux proportions correspondait à la digestion d'un repas composé de poissons. La quantité d'albumine rendue dans les vingt-quatre heures, qui a été de 7 à 21 grammes, oscille dans ces derniers temps entre 11 et 15 grammes par jour, avec un à deux litres d'urine, et sans que la quantité des urines paraisse influer notablement sur la quantité totale de l'albumine rendue dans les vingt-quatre heures.

Le traitement, qui a consisté dans l'emploi du tannin et des bains sulfureux, n'a amené que des modifications peu sensibles dans la proportion d'albumine, mais l'anasarque a complètement disparu.

Observation VI

Albuminurie persistante consécutive à l'application de nombreux vésicatoires pour une pleurésie (par M. Potain, publiée par M. V. Cornil, thèse d'agrégation, 1869).

I... (François), âgé de trente-sept ans, né à Arioth (Meuse), garçon d'hôtel, bien constitué, mais de tempérament lymphatique, s'était toujours bien porté, lorsqu'il fut pris au mois de septembre 1858 d'une pleurésie droite, modérément fébrile, pour laquelle il entra à l'hôpital Cochin. Là il lui fut appliqué successivement, dans l'espace de cinq semaines, sept vésicatoires sur le côté droit de la poitrine; en sorte que la dessication du précédent était à peine achevée lorsqu'on en appliquait un nouveau. Sorti de l'hôpital au bout de ce temps, sans être débarrassé complètement de sa dyspnée, le malade repris d'une oppression plus forte, rentra quinze jours après dans le même service. Trois nouveaux vésicatoires lui furent appliqués, et de nouveau soulagé, il sortit pour rentrer bientôt après avec le même embarras de la respiration. Cette fois il eut encore deux vésicatoires, et quitta définitivement Cochin pour aller à Vincennes, sans avoir la respiration complètement libre.

Après l'application du quatrième vésicatoire, le malade aurait éprouvé pour la première fois une dysurie très pénible. Cet accident se reproduisit encore avec une intensité croissante, à chaque application nouvelle, de telle sorte que les dernières provoquèrent pendant quarante-huit heures des envies continuelles d'uriner, et d'incessants efforts qui donnaient issue, avec d'affreuses douleurs, à quelques gouttes à peine d'une urine de couleur très foncée.

Vers le commencement de janvier, tandis que le malade était en traitement à l'hôpital Cochin, il lui survint sans cause appréciable, une douleur assez vive dans le côté gauche du cou et de la tête ; puis apparut un gonflement douloureux avec un cordon dur, qui s'étendit de l'aisselle gauche vers la face interne du bras, et gagna la partie inférieure de l'avant-bras, dans l'espace de huit jours. Ces accidents ne s'accompagnèrent presque point de fièvre, des cataplasmes furent appliqués sur le bras, et au bout de trois semaines tout avait disparu, sauf un petit cordon dur et indolent qui persistait dans le pli du bras.

Au mois de mai, presque aussitôt après sa sortie de Vincennes, le malade fut pris de diarrhée avec un ténesme continuel, des selles très fréquentes, glaireuses et sanguinolentes, de la douleur dans le flanc gauche, de la fièvre, de la dysurie fort douloureuse sans modification dans les caractères de l'urine. Tous ces accidents se dissipèrent néanmoins sans aucun traitement, en trois ou quatre jours.

Vers la fin de ce mois, à la suite de très légères fatigues, il survint un gonflement œdémateux des jambes, qui disparaissait pendant la nuit. Au bout de quelques jours l'œdème apparut au visage, dont le côté gauche était notablement plus tuméfié que le droit, et en même temps à la main gauche. La tuméfaction de la face et des membres supérieurs s'exagérait le matin, celle des membres inférieurs était plus marquée le soir. Bientôt l'œdème envahissant ces membres dans leur entier, gagna aussi le scrotum. Un séjour au lit d'une semaine suffit pour le dissiper presque en entier. Il reparut lorsque le malade se leva de nouveau, mais point au même degré. Pendant la durée de ces accidents, il n'y eut d'ailleurs ni fièvre ni perte d'appétit, ni diarrhée, ni toux. Seulement la gêne de la respiration revenait chaque fois que le malade se levait. Parmi les causes qui avaient pu contribuer à faire naître la maladie, on nota celle-ci : Il habitait une chambre très humide éclairée par une toute petite fenêtre qu'il laissait constamment ouverte pendant la nuit.

Le 25 juin 1858, le malade entra à l'hôpital de la Charité, salle Saint-Jean-de-Dieu, n° 15, dans le service de M. le professeur Bouillaud, où l'on constata ce qui suit :

Affaissement très notable du côté droit de la poitrine avec légère incurvation du rachis qui s'incline de ce côté, et différence de 4 centimètres dans le périmètre des deux côtés au niveau de l'appendice xiphoïde. Obscurité du son très marquée depuis l'épine de l'omoplate jusqu'au bas. De ce côté, bruit respiratoire normal en avant dans toute la hauteur, et en arrière dans la fosse sus-épineuse ; de plus en plus obscure à mesure qu'on descend vers la base. Résonnance et respiration normales à gauche. Pointe du cœur dans le cinquième espace, et dans la verticale du mamelon, impulsion faible ; matité précordiale notablement exagérée. Bruits du cœur nettement frappés à la base, un peu sourds à la pointe où le premier s'accompagne d'un peu de tintement auriculo-métallique. Souffle continu avec renforcement au côté droit du cou.

Appétit assez bon, pas de soif exagérée, langue humide, ventre très développé mais non tendu, matité légère dans les parties déclives se déplaçant lorsque le malade change de position. Sensation de flot assez obscure. Selles régulières.

Pas de douleur à la région des lombes. Urines assez abondantes, pâles, légèrement louches au moment de l'émission, très mousseuses et précipitant avec une extrême abondance par l'acide nitrique. Le précipité est d'un blanc mat, et s'élève avec une addition suffisante d'acide jusqu'à la surface du liquide. Œdème indolent des membres inférieurs jusqu'à leur racine, et du membre supérieur gauche seul. On n'en trouve pas d'appréciable au membre supérieur droit, non plus qu'à la face ou dans les parois du tronc. La circonférence de l'avant-bras gauche dépasse de trois centimètres celle de l'avant-bras droit à sa partie la plus épaisse. Aucune trace d'un cordon veineux induré.

Pouls à 92, régulier, un peu roide, mais peu développé. Teinte pâle, blafarde de toute la peau. Aucun trouble des organes des sens.

Le malade fut mis au traitement suivant :

Infusion de quinquina. Tisane d'uva ursi, trois pastilles de lactate de fer, bains sulfureux et bains de vapeur. Néanmoins l'albumine ne diminua que très lentement dans les urines, et avec des oscillations fréquentes. L'œdème se dissipe plus rapidement. Vers la fin de juin la main n'en présentait plus aucune trace, et l'on n'en constatait que fort peu autour des chevilles. Le 6 décembre, lorsque le malade quitta le service, il y avait encore une certaine quantité d'albumine dans les urines.

Observation VII

(Communication verbale de M. Cunéo, professeur à Toulon, in thèse d'agrégation de M. Cornil, 1869)

M. Cunéo a vu un malade atteint de pleurésie aiguë, et traité par des vésicatoires répétés, être pris de néphrite albumineuse qui, deux ans après, entraînait sa mort. A l'autopsie on trouva les lésions rénales de la maladie de Bright, le cœur était hypertrophié et la pleurésie n'avait laissé d'autres traces que des adhérences.

CONCLUSIONS

1° Morel Lavallée est le premier qui ait découvert l'albuminurie cantharidienne ; M. Bouillaud qui l'ait rattachée à la néphrite.

2° La néphrite cantharidienne est une maladie rare, qui se manifeste surtout après l'application de trop longue durée d'un large vésicatoire sur une peau ayant déjà subi l'action d'une scarification ou d'un autre vésicatoire. Il y a de grandes variétés individuelles à ce sujet.

3° La cantharide absordée par la peau, passe inoffensive dans le sang par suite du rôle tutélaire de l'albumine et reprend son action nocive dans le rein, où elle produit une néphrite catarrhale et dans quelques cas une néphite parenchymateuse diffuse.

4° Les symptômes de la première variété de néphrite sont en général une albuminurie passagère accompagnée de cystite et de strangurie ; ceux de la seconde, les mêmes que dans la maladie de Bright.

5° La forme aiguë de la néphrite cantharidienne est en général bénigne et de courte durée, cependant quelques cas de mort ont été observés.

6° Le diagnostic de la maladie se fait par les commémoratifs et la coïncidence de la cystite.

7° L'autopsie des sujets morts démontre l'inflammation de la muqueuse des reins, des bassinets et de la vessie.

L'expérimentation chez les animaux produit une néphrite parenchymateuse diffuse.

8° Le traitement préventif consiste à employer avec discernement des vésicatoires de dimension moyenne, recouverts d'un papier huilé, à ne les laisser que sept à huit heures en place et à les panser ensuite convenablement. Le camphre comme préservatif est non-seulement inutile, mais quelquefois dangereux.

9° Contre la néphrite elle-même il faut prescrire les diurétiques ; et s'il y a de la strangurie les grands lavements d'eau froide.

INDEX BIBLIOGRAPHIQUE

Hippocrate. — OEuvres complètes, traduites par Littré (1861). — Cantharides en potion pour l'hydropisie, t. II, p. 513. — Pessaires à la cantharide, t. VII, p. 315, 415 et 427 et t. VIII, p. 119. — Strangurie causée par la cantharide, t. VIII, p. 325.

Pline l'Ancien. — Livre XXIX, chap. XXX.

Cœlius Aurelianus. — De morbis acutis et chronicis, p. 567, in-4°, 1709.

Pauli. — Histor. morb. Vratislaviæ, p. 58, 1769.

Forestus. — Observ. méd., lib. XXIV, obs. 7 : De mictu sanguinis ex cantharidibus sumptis orto.

Prevost. — Cystite produite par des frictions de cantharides ; in journ. hebd. t. VI, p. 409.

Bonet. — Med. septentrion., lib. 3 : De cantharidibus nuchæ applicatis vesicœ noxiis, t. I, p. 748.

Ambroise Paré.—OEuvres liv. XXI, des venins, 12e édit. p. 500.

Orfila. — Toxicologie, t. II, p. 28, obs. VI, et Traité des poisons, t. II, p. 4, in-8°, Paris, 1826.

Rouquairol. — Empoisonnement par les cantharides. Journ. du progrès, 1830, t. I, p. 246.

Giacomini. — Faits relatifs à la cantharidine. Lancette, franç. t. XIII, p. 374.

Ramel. — Obs. sur l'usage des vésicatoires. Journal de médecine, t. 69, p. 273.

Chapotin. — Topographie médicale de l'Isle de France, p. 59, in-4°, 1812.

Hastfugs. — Lond. méd. Gaz. 1833, vol. XII, p. 431.

Maxwell. — Lancette franç. t. XII, p. 368, 1838.

Christien de Montpellier. — De la méthode iatraleptique, in-4°, Paris, 1811, p. 17.

1837. **Chomel.** — Archives générales de méd., 3e série, t. I, p. 7.

1839. **Rayer.** — Traité des maladies des reins et des altérations de la sécrétion urinaire, t. I, p. 296 et 436.

1844. **Morel Lavallée.** — Comptes-rendus de l'Académie des sciences, t. XXIV, p. 726, juillet.

1845. **Morel Lavallée.** — Comptes-rendus de l'Académie des sciences.

1846. **Morel Lavallée.** — Ibid. et Bulletin de thérapeutique.

1847. **Bouillaud.** — Lancette française du 10 juin, p. 296.

Follin. — Lancette française du 29 juin.

Miquel d'Amboise. — Lancette française du 13 juillet.

Morel Lavallée. — Lancette du 17 juin, p. 308.

Potain. — Union médicale, t. XII.

1848. **Bouillaud.** — De l'albuminurie cantharidienne. Revue médico-chirurgicale de Paris, t. III, p. 5 et 65.

1849. **Dourif.** — Des effets de la cantharide sur les voies urinaires. Thèse de Paris, N° 79.

1851. **Frerichs.** — Die Bright'sche Nierenkrankheit, p. 148.

1854. **A. Guzzol.** — Des effets thérapeutiques des cantharides. Thèse de Paris.

1855. **Schroff.** — In Zeitschrift Wiener Æertze.

1855. **Morel Lavallée.** — Cystite cantharidienne, Mémoire couronné par l'Académie des sciences; Archives génér. de méd. Ve série, t. 8, vol. II, p. 532.

Vernois. — Cité par Morel Lavallée. Ibid.

1858. **Parisot.** — Etudes sur un nouveau traitement de la syphilis, expérimenté à l'hôpital du Midi en 1857. Thèse de Paris.

1862. **Ameuille.** — De la cystite cantharidienne; des moyens de prévenir et de combattre cet accident. Bulletin de la Société impériale de médecine de Marseille, lu à la Société médico-pratique de Paris. In Union méd. t. XV, 2e série, p. 413.

Banche. — Ibid.

Dreyfus. — Ibid.

Mercier. — Ibid.

Perrin. — Ibid.

Plouviez. — Ibid.

Vernois. — Lettre au président de l'Académie de médecine Lancette du 26 juin, p. 326.

1862. **Simonot.** — Société médico-pratique. Union médicale, mai.

1863. **Aug. Ollivier.** — Essai sur les albuminuries produites par l'élimination des substances toxiques. Thèse de Paris, N° 186.

1864. **Guizot.** — Essai sur les cantharides. Thèse de Paris, N° 106.

1865. **Gubler.** — Dict. encycl. des sciences méd., t. II, Art. Albuminurie.

1866. **Guibout.** — Bulletin de la Société médic. des hôpitaux de Paris. 2e série, t.3, p. 233.

1867. **Ollivier et Bergeron.** — Nouveau dict. de méd. et de chirurgie pratiques. Art. Cantharides, t. VI, p. 244.

1869. **Cornil.** — Des différentes espèces de néphrites. Th. agrég. de méd. Paris.

Rosenstein. — Traité pratique des maladies des reins, 2e édition, traduite par MM. E. Bottentuit et F. Labadie-Lagrave (1874).

1874. **Galippe.** — Mémoire de la Société de biologie, VIe série, N° 1 (juin et juillet), p. 141.

Gubler. — Commentaires thérapeutiques du Codex medicamentarius, 2e édit. Art. Cantharide, p. 69 et préface.

1875. **Blacher.** — De la néphrite cantharidienne comme cause productrice de convulsions urémiques chez les enfants ; France médicale du 20 mars.

Galippe. — Comptes-rendus de la Société de Biologie, VIe série, t. 2, p. 27.

Laugée Armand. — Étude thérapeutique sur le vésica toire cantharidé. Thèse de Paris, N° 102.

Lécorché. — Traité des maladies des reins et des altérations pathologiques de l'urine, p. 145 et p. 170.

Trousseau et **Pidoux.** — Traité de thérapeutique et de matière médicale, t. I, p. 621.

1876. **Cornil** et **Ranvier.** — Manuel d'histologie path. p. 1034.

Gubler. — Dict. encyc. des sciences méd. t. XII. Art. Cantharides, p. 210.

1880. **Browicz.** — Centralblatt für méd. Wissenchaften du 1er mars 1879, analysé et presque complètement traduit dans les Archives générales de médecine, VIIe série, t. 5, p. 225.

Cornil. — Recherches histologiques sur l'action toxique de la cantharidine et de la poudre de cantharides. Journal de l'anatomie et de la physiologie normales et pathologiques de l'homme et des animaux, t. XVI, p. 566 et 592.

1881. **Ribes.** — Du vésicatoire cantharidé et des préventifs du cantharidisme réno-vésical. Thèse de Paris.

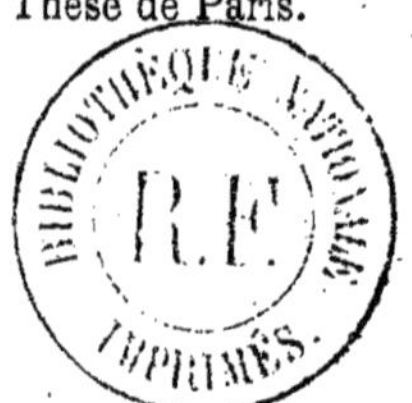

Imprimerie A. Derenne, Mayenne. — Paris, boulevard Saint-Michel, 52.

Imp. A. DERENNE, Mayenne. — Paris, boulev. Saint-Michel, 52.

www.ingramcontent.com/pod-product-compliance
Ingram Content Group UK Ltd.
Pitfield, Milton Keynes, MK11 3LW, UK
UKHW020423230726
13925UKWH00004B/1586

9 782014 03489